Günther Spahn, Annette Kerckhoff
Krebs und Nebenwirkungen der Therapie

Was tun bei ...

# Krebs

## und Nebenwirkungen der Therapie

Günther Spahn
Annette Kerckhoff

KVC | VERLAG

KVC Verlag | NATUR UND MEDIZIN e. V.
Am Deimelsberg 36, 45276 Essen
Tel.: (0201) 56305 70, Fax: (0201) 56305 60
www.kvc-verlag.de

**Spahn, Günther; Kerckhoff, Annette**
Krebs und Nebenwirkungen der Therapie

**Wichtiger Hinweis**: Für Angaben über Dosierungsanweisungen und Applikationsformen kann vom Verlag keine Gewähr übernommen werden. Jede Dosierung oder Applikation erfolgt auf eigene Gefahr des Benutzers. Geschützte Warennamen (Warenzeichen) werden nicht besonders kenntlich gemacht.

ISBN 978-3-96562-071-1

4., bearb. Auflage



Umschlaggestaltung: eye-d Designbüro, Essen
Druck: Margreff Druck, Essen

# Inhalt

Einleitung ... 1

Krebserkrankungen 3

Krebs hat viele Gesichter ... 3

Zu den Ursachen ... 5

Konventionelle Verfahren der Krebstherapie 7

Operation ... 7

Bestrahlung ... 7

Medikamentöse Therapien ... 10

Chemotherapie ... 10

Hormontherapie ... 11

Immuntherapie und zielgerichtete Therapie (*targeted therapy*) ... 12

Naturheilkunde bei Nebenwirkungen einer Krebstherapie 15

Auf die innere Stimme hören ... 15

Fasten und Chemotherapie ... 16

Integrative Medizin ... 19

Selbsthilfe von A bis Z .................................... 20
Appetitlosigkeit.......................................... 20
Blutarmut.................................................. 23
Durchfall ................................................... 28
Fatigue-Syndrom ........................................ 35
Fieber ....................................................... 42
Frieren....................................................... 44
Geschmacksirritationen.................................. 46
Gürtelrose.................................................. 48
Haarausfall ................................................ 50
Hautrötung bei Bestrahlung ........................... 53
Kribbeln in Händen und Füßen ....................... 54
Nebenwirkungen von Antibiotika ................... 56
Schlaflosigkeit ............................................ 58
Schleimhautschäden im Mund
(Mukositis) ................................................ 62
Schleimhautschäden am Unterleib
(Scheide, After) .......................................... 65
Schmerzen allgemein.................................... 67
Schwindel.................................................. 73
Sodbrennen und Bauchschmerzen .................. 74
Sonnenempfindlichkeit.................................. 76
Übelkeit..................................................... 79
Verstopfung ............................................... 83
Der Autor/ Die Autorin.................................. 89

# Einleitung

Krebs ist eine Krankheit mit zahlreichen Formen und Verläufen.

Die Therapie kombiniert im besten Fall Ansätze der konventionellen Medizin mit denen der Komplementärmedizin. Unter dem Begriff „Komplementärmedizin“ versteht man dabei Heilverfahren, die die konventionelle Medizin ergänzen (lateinisch *complementum* = Ergänzung). Dazu zählen auch Verfahren der klassischen Naturheilkunde, Traditionelle Chinesische Medizin, Entspannungsverfahren und viele mehr.

Wie die Behandlung genau aussieht, ist immer eine Einzelfallentscheidung, die mehrere Spezialisten gemeinsam mit dem Patienten treffen.

Die konventionelle Medizin setzt gegen den Krebs vor allem Operation, Bestrahlung, Hormon- und Chemotherapie ein. Es sind wirkungsvolle Therapien, die mit Nebenwirkungen, d. h. mit unerwünschten Begleiterscheinungen, verbunden sind.

Unser Anliegen ist es, Maßnahmen aus dem komplementären Bereich vorzustellen, die diese Nebenwirkungen mildern und die konventionellen Therapien sinnvoll ergänzen. Der Ratgeber soll einen Beitrag dazu leisten, dass Sie die eine oder andere Strapaze von Operation, Chemotherapie und Bestrahlung etwas besser durchstehen.

Von 2001–2005 finanzierte die Carstens-Stiftung die Stelle des Onkologen und Spezialisten für klassische Naturheilverfahren Dr. med. Günther Spahn, dem Autor dieses Ratgebers, am Evang. Krankenhaus Essen-Steele. Dr. Spahn war ärztlicher Leiter der onkologischen Tagesklinik, in der Patientinnen und Patienten mit Krebs ergänzend zu ihrer Chemo-, Hormon- oder Strahlentherapie naturheilkundlich und psychoonkologisch mitbehandelt werden. In dieser Zeit entstand auch die Idee zu diesem Ratgeber, der maßgeblich auf den Erfahrungen des Autors basiert.

## Krebs hat viele Gesichter

Hört man Aussagen wie „Ich habe Krebs“ oder „Jeder vierte Deutsche bekommt Krebs“, so liegt die Vermutung nahe, dass Krebs eine feststehende, klar definierte, einheitliche Erkrankung ist. Das ist aber nicht richtig. *Den* Krebs gibt es nicht – Krebs hat viele Gesichter, und es können die unterschiedlichsten Gewebe, Strukturen und Organe unseres Körpers betroffen sein.

Es gibt allerdings gemeinsame Nenner der zahlreichen Formen von Krebserkrankungen: Zum einen erkranken immer die Zellen, die kleinsten Einheiten unseres Körpers, unseres Organismus. Zum anderen folgt die Krebserkrankung – unabhängig davon, um welche Körper- oder Blutzelle es sich handelt – einem ganz bestimmten Schema: Die Zelle verändert sich, sie „entartet“. Man könnte auch sagen: Sie funktioniert nicht mehr richtig, sie hält sich nicht mehr an die Regeln der Zellteilung, die im gesunden Körper herrschen. Sie macht, was sie will.

Medizinisch ausgedrückt kennzeichnen eine Krebszelle folgende Merkmale:

- Sie erfüllt ihre Funktion nicht mehr.
- Sie wächst überschießend und unkontrolliert.
- Sie ist im Gegensatz zu einer normalen Zelle fast „unsterblich“, würde sich ungebremst immer weiter teilen und damit die gesunden Zellen verdrängen.
- Im Vergleich zu einer gesunden Zelle ist die Krebszelle empfindlicher gegenüber Zellgiften und verfügt über weniger gute Reparaturmechanismen. Der Erfolg der Strahlen- und Chemotherapie bei Krebserkrankungen beruht auf diesem Umstand.

Wachsen und teilen sich Krebszellen, so bilden sie ein Krebsgewebe. Man spricht hier auch von einem (bösartigen) Tumor. Der Begriff „Tumor“ ist lateinisch und heißt so viel wie Schwellung. Es gibt auch gutartige Tumoren, bei denen es zwar zu einem Gewebewachstum kommt, die aber keine Krebserkrankung darstellen.
Man spricht von einem soliden Tumor, wenn es sich um einen festen Tumor im Körper handelt, beispielsweise bei Brustkrebs, Darmkrebs, Prostatakrebs, Bronchialkrebs etc. Davon unterschieden werden Krebserkrankungen des Blut- oder Lymphsystems.

Der bösartige Tumor ist durch mehrere Eigenschaften gekennzeichnet:

- Die Krebszellen können in die umliegenden Bereiche, in die Organe einwachsen (infiltrieren).
- Durch das infiltrierende Wachstum gelangen die Krebszellen in die Blut- und Lymphbahnen und werden hier in entfernter liegende Regionen im Körper transportiert. Dort können sie Tochtergeschwülste (Metastasen) bilden.

## Zu den Ursachen

Über die Ursachen der Entartung der Zellen zerbrechen sich Ärzte und Wissenschaftler schon immer den Kopf. Man geht davon aus, dass mehrere Faktoren einen Einfluss haben: das Alter, die Erbanlagen, der Umgang mit krebserzeugenden Substanzen, Rauchen und Alkohol, die Ernährung, der Lebensstil ganz allgemein, der Umgang mit chronischem Stress, der allgemeine Gesundheitszustand, chronische Entzündungen etc.

Wenn aber Faktoren des Lebensstils wie Ernährung, Bewegung und Umgang mit Stress die

Krankheit mitverursachen können, dann können sie auch – richtig eingesetzt – die Gesundheit und das Gesundwerden fördern.

Wer während der Behandlung oder auch danach einen gesunden Lebensstil pflegt, kann aktiv dazu beitragen, nicht wieder krank zu werden. So wissen wir heute zum Beispiel, dass regelmäßige Bewegung bei Frauen mit hormonpositivem Brustkrebs dabei hilft, einem Rückfall effektiv vorzubeugen. Wir möchten Sie daher ermuntern, auch nach der Behandlung Freude an gesundem Essen, Bewegung, Sport und Entspannung zu suchen, um den Körper und die Seele wieder aufzubauen.

# Konventionelle Verfahren der Krebstherapie

Die konventionelle Krebstherapie basiert auf den bekannten drei Säulen: Operation, Bestrahlung und medikamentöse Therapie.

## Operation

Mithilfe einer Operation soll die Krebsgeschwulst möglichst komplett entfernt werden. Wenn dies nicht möglich ist, wird durch die Operation zumindest die Tumormasse verringert.
Manchmal liegen Tumoren so ungünstig, dass man sie nicht operieren kann. Auch Krebs des Lymph- oder blutbildenden Systems kann nicht operiert werden.

## Bestrahlung

Die zur Bestrahlung von Krebsgeschwülsten eingesetzten, so genannten „ionisierenden Strahlen“ dienen dazu, die Tumorzellen dauerhaft zu schädigen. Sie wirken jedoch auch auf normale

Zellen ein. Diese haben im Vergleich zu den Krebszellen eine bessere Fähigkeit, sich zu erholen bzw. zu reparieren. Dennoch kann es, insbesondere bei hohen Strahlendosen, zu Schäden und erheblichen Nebenwirkungen kommen. Bei einer Bestrahlung werden Zellen, die schnell wachsen, am meisten geschädigt.

Bestrahlungen werden auch eingesetzt, um Schmerzen zu lindern, beispielsweise bei Tumoren, die auf Nerven drücken oder bei Knochenmetastasen. Hier kann es nach der Bestrahlung zu einer Regeneration der Knochen mit Bildung von so genanntem Kallusgewebe kommen.

Mögliche Nebenwirkungen der Bestrahlung sind außerdem:

- Hautschäden, z. B. Hautrötung des bestrahlten Gebietes
- Schleimhautschäden, vorübergehende und anhaltende Trockenheit der Schleimhäute
- Akute Schmerzen
- Übelkeit, Erbrechen
- Entzündungen
- Störung der Organe im Bestrahlungsbereich mit Symptomen wie z. B. Atemnot (Lunge), Schluckbeschwerden (Rachen), Durchfälle

(Darm), Schwierigkeiten beim Wasserlassen (Harnblase, Schließmuskulatur)

- Erschöpfung, Müdigkeit
- Schädigung der Blutzellen mit Anämie und Blutungsneigung
- Einfluss auf das Knochenmark und die Blutbildung; Reduzierung von weißen Blutkörperchen (Abwehr) und Blutplättchen (Gerinnung)

Akut oder auch Wochen nach Ende der Bestrahlung kann es vorübergehend zu einem „Strahlenkater" kommen, d. h. zu Schläfrigkeit, Appetitlosigkeit, leichtem Fieber, eventuell auch Übelkeit.

> Leiden Sie hauptsächlich unter Müdigkeit, Konzentrationsmangel und Antriebslosigkeit, kann auch ein Fatigue-Syndrom (s. weiter unten) vorliegen. Dies tritt in 30–70 % der Fälle auf, in Abhängigkeit von der Art und Größe des Strahlenfeldes, der Therapieintensität und der Vorerkrankungen.

# Medikamentöse Therapien

## Chemotherapie

Bei einer Chemotherapie werden chemische Substanzen eingesetzt, so genannte Zytostatika. Dabei handelt es sich um Zellgifte, d. h. streng genommen um Arzneimittel, die das Zellwachstum hemmen.

Die Chemotherapie geht in der Regel mit vorübergehenden Nebenwirkungen einher. Besonders häufig sind Körperzellen betroffen, die schnell wachsen und sich häufig teilen. Man findet sie im Knochenmark, in Haaren, Nägeln und Schleimhäuten sowie im Magen-Darmtrakt.

Außerdem wird durch eine Chemotherapie das Abwehrsystem vorübergehend beeinträchtigt. Dies führt zu einer erhöhten Anfälligkeit für Infektionen. Mögliche weitere Nebenwirkungen der Chemotherapie sind:

- Entzündungen der Schleimhäute
- Übelkeit, Erbrechen
- Appetitlosigkeit
- Durchfälle, Verstopfung
- Haarausfall
- Hautschäden

- Müdigkeit, Erschöpfung (Fatigue)
- Schädigung der Blutzellen mit Anämie und Blutungsneigung
- Dauerhafte Unfruchtbarkeit oder Zeugungsunfähigkeit
- Nervenschäden

## Hormontherapie

Was oft als Hormontherapie bezeichnet wird, ist eigentlich eine „Antihormontherapie“: Sie soll im Körper Hormone (in der Regel Geschlechtshormone) unterdrücken, die für das Wachstum von Tumoren verantwortlich gemacht werden. So werden beispielsweise bei Frauen mit „hormonsensitiven“ Brusttumoren Östrogene unterdrückt, bei Männern mit Prostatakrebs wird die Testosteronproduktion gehemmt.
Die Nebenwirkungen einer Antihormontherapie entsprechen weitgehend den Beschwerden in den Wechseljahren, d. h. Hitzewallungen, Schlafstörungen, Stimmungsschwankungen. Zudem werden Thrombosen und (bei der Frau) Blutungen außerhalb der Regelblutung beobachtet.

## Immuntherapie und zielgerichtete Therapie (*targeted therapy*)

Als Ergänzung zu den herkömmlichen Krebstherapien werden heute auch Immuntherapien und spezifische molekular wirksame Substanzen (Biologicals) eingesetzt. Diese Therapeutika können Tumorzellen gezielter markieren und zerstören (*targeted therapy*) und werden auch zur Vermeidung von Rückfällen angewendet. Sie wirken häufig nur bei bestimmten definierten Untergruppen von Tumoren oder Lymphomen, d. h. sie werden eingesetzt, wenn bestimmte molekulare Tumormerkmale vorhanden sind.

Die beobachteten Nebenwirkungen dieser Therapien sind meist andere als die einer klassischen Chemotherapie. So kann es z. B. zu Bluthochdruck und Herzproblemen kommen. Beobachtet werden außerdem Hautreaktionen (Rötung, Schwellung, Blasenbildung in den Handflächen und Fußballen) sowie Stoffwechselentgleisungen.

**Achtung!**
Gehen Sie während einer Krebstherapie bei den folgenden Beschwerden umgehend zum Arzt:

- Temperaturen über 38,5 °C (Fieber)
- Blutungen
- Anhaltende Übelkeit oder Erbrechen
- Starke Kopfschmerzen
- Durchfälle mit mehr als drei Stuhlentleerungen am Tag
- Schwere Verstopfung, Bauchschmerzen
- Sonstige unklare Schmerzen
- Atemnot
- Geschwollene Beine
- Hautausschläge

# Naturheilkunde bei Nebenwirkungen einer Krebstherapie

## Auf die innere Stimme hören

Im Folgenden haben wir die häufigsten Nebenwirkungen von Krebstherapien aufgelistet und möchten Anregungen geben, wie Sie sich selbst bzw. einem betroffenen Angehörigen helfen können, die Beschwerden zu lindern.
Häufig werden von uns mehrere Maßnahmen vorgeschlagen. Dies bedeutet nicht, dass Sie konsequent alle Anregungen umsetzen müssen. Die Erfahrung zeigt ohnehin, dass Krebspatienten von Freunden und Familie mit Vorschlägen regelrecht überhäuft werden. Achten Sie deshalb besonders auf Ihre „innere Stimme", Ihre Befindlichkeit, und führen Sie keine Maßnahmen durch, zu denen Sie sich immer wieder durchringen müssen, gegen die Sie eine Abneigung empfinden oder die Sie nur durchführen, weil der Verstand es fordert bzw. weil Sie die Ratgebenden nicht enttäuschen wollen. Prüfen Sie, ob die beschriebenen Maßnahmen Ihnen guttun und Ihr Wohlbefinden verbessern.

Hören Sie in sich hinein, welche Maßnahmen Ihnen besonders zusagen. Und seien Sie ein wenig offen, auch einmal etwas Neues auszuprobieren – beispielsweise bei der Ernährung. Oft stellt sich erst später heraus, dass alte Gewohnheiten uns gar nicht so guttun und wir mit neuen Elementen des Lebensstils – vielleicht einem Kräutertee, einem warmen Frühstücksbrei, einer Entspannungs-CD, einem Gymnastikkurs – neue Energie gewinnen.

| Die Krebserkrankung ist immer und für jeden Betroffenen ein Einschnitt, und vorher Selbstverständliches muss neu gestaltet werden. Sie kann einen neuen Anfang bedeuten, einen Anfang, etwas mehr auf sich selbst zu hören, die eigenen Bedürfnisse zu erspüren, die Belastungsgrenzen wahrzunehmen und sich selbst häufiger etwas Gutes zu tun. |
| --- |

## Fasten und Chemotherapie

Fasten wird definiert als freiwilliger, zeitlich begrenzter Verzicht auf feste Nahrung und Genussmittel. In der wissenschaftlichen Literatur gibt es viele Belege für eine Wirksamkeit des therapeutischen Fastens: Patienten mit Rheuma, chronischen Schmerzen oder Bluthochdruck profitieren nachweislich.

In den letzten Jahren gibt es unter der Leitung von Valter Longo (University of Southern California) Studien, die darauf hinweisen, dass die Nebenwirkungen der Chemotherapie milder ausfallen, wenn Patienten fasten. Longo und Mitarbeiter haben in mehreren vorklinischen Studien nachgewiesen, dass sowohl Chemo-, als auch Strahlentherapie besser anschlugen und besser vertragen wurden, wenn gleichzeitig gefastet wurde (Di Tano M, Raucci F, Vernieri C et al.: Synergistic effect of fasting-mimicking diet and vitamin C against *KRAS* mutated cancers. Nature communications 11. 2020; Article number: 2332).

Eine Kalorienreduktion vor dem Tag der Chemotherapie und am Behandlungstag selbst ist im Einzelfall zu erwägen (z. B. mit 1200 kcal/Tag).

Auch in Deutschland gibt es mittlerweile Studiendaten zum Nutzen des kurzzeitigen Fastens bei Krebspatienten während der Chemotherapie (z. B. Bauersfeld SP, Kessler CS, Wischnewsky M et al.: The effects of short-term fasting on quality of life and tolerance to chemotherapy in patients with breast and ovarian cancer: a randomized cross-over pilot study. BMC Cancer. 18, Article number: 476; 2018).

**Achtung!** Für Betroffene, die bereits unter schwerem Gewichtsverlust leiden, ist eine Fastentherapie nicht geeignet. Bitte sprechen Sie mit Ihrem behandelnden Arzt über die Möglichkeiten des Fastens unter Therapie!

## Integrative Medizin

Moderne Ansätze der Integrativen Medizin zielen darauf ab, naturheilkundliche Maßnahmen in die Krebsbehandlung zu integrieren, um die Nebenwirkungen zu lindern, die Lebensqualität zu verbessern und im Anschluss an die Behandlung den Körper wieder aufzubauen. Dazu gehören Bewegung, Stressmanagement und Ernährung als wichtige Säulen.

Für das Stressmanagement bei chronischen Erkrankungen gewinnt die so genannte MBSR (Mindfulness-based Stress Reduction) zunehmend an Bedeutung. Methoden dieses „achtsamkeitsbasierten Stressmanagements" sind z. B. Meditations- und Atemübungen, Körperreisen und einfache Körperübungen aus dem Yoga.

Mit den Besonderheiten der Ernährung bei Krebs beschäftigt sich ein Buch aus dem KVC Verlag. Sollte dieses Thema Sie interessieren, finden Sie hier zahlreiche Informationen und Rezepte, die speziell für onkologische Patienten entwickelt wurden.

Sabine Conrad: *Ernährung bei Krebs*. Essen: KVC 2020

# Selbsthilfe von A bis Z

## Appetitlosigkeit

Appetitlosigkeit wird in der Regel durch den Tumor, also die Krebserkrankung selbst, verursacht. Dabei gibt es häufig einen Widerwillen gegen Fleisch („Fleischunlust“). Obwohl man Chemotherapie üblicherweise mit Übelkeit und Unwohlsein verbindet, kommt während einer Chemotherapie der Appetit nicht selten wieder. Seelische Einflüsse spielen natürlich auch eine große Rolle. Und alle Krebstherapien, die den Magen-Darmtrakt in irgendeiner Weise betreffen, können den Appetit beeinträchtigen.

### Was Sie selbst tun können

**Allgemeine Hinweise**

- Essen Sie bevorzugt kleine Portionen und so häufig Sie mögen.
- Wenn Ihnen vom Essensgeruch der Appetit vergeht, essen Sie möglichst geruchsarme Speisen – oder Speisen mit Ihrem „Lieblingsgeschmack“ und „Lieblingsgeruch“.
- Auch scharfe oder stark gewürzte Speisen sind durch den intensiven Eigengeschmack

eher ungünstig, wenn einem ohnehin der Appetit fehlt.

- Bitterstoffe sind seit jeher ein gutes Mittel, um den Appetit anzuregen. Genießen Sie vor dem Essen eine appetitanregende, bittere Kleinigkeit, z. B. etwas Chicorée oder Radicchio, oder gönnen Sie sich ein Getränk mit Bitterstoffen, z. B. einen Campari (in kleinen Mengen).
- Essen Sie in der richtigen Umgebung: im Sommer vielleicht an der frischen Luft, auf alle Fälle an einem Ort, an dem Sie sich wohlfühlen. Sorgen Sie für Gesellschaft. Essen ist Kultur!

**Akupressur**

In der Traditionellen Chinesischen Medizin wird bei Appetitlosigkeit ein Akupressurpunkt stimuliert: Perikard 6 (Neiguan P-6). Dieser Punkt befindet sich am Unterarm, zwei Daumenbreit oberhalb der Handgelenksfalte.

Massieren Sie den Punkt mit dem Fingernagel oder der Fingerkuppe von Daumen, Zeige- oder Mittelfinger der anderen Hand mit kreisenden, rhythmischen Bewegungen über mehrere Minuten.

Bitte wenden Sie sich bei anhaltender Appetitlosigkeit an Ihren behandelnden Arzt. Es gibt eine Reihe von Präparaten, die bei Appetitlosigkeit helfen.

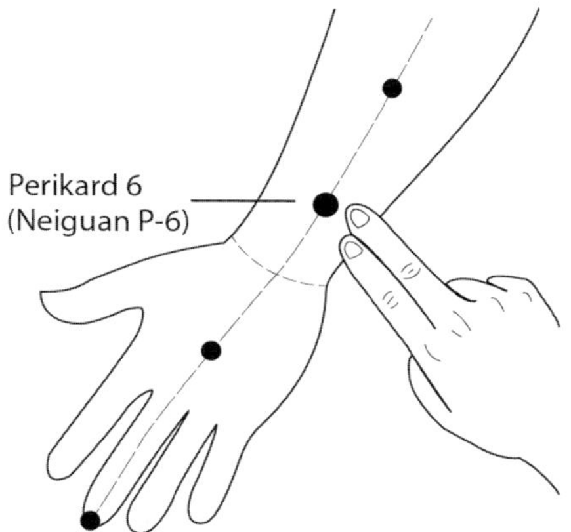

## Blutarmut

Unter Blutarmut (Anämie) versteht man, dass im Blut zu wenig rote Blutkörperchen gebildet werden bzw. zu wenig roter Blutfarbstoff (Hämoglobin) vorhanden ist. Dies kann an einem Eisenmangel liegen, da Hämoglobin u. a. aus Eisen besteht. Meist gibt es aber mehrere unterschiedliche Ursachen. Hämoglobin bindet in der Lunge den Sauerstoff und transportiert ihn in den gesamten Körper. Daher sind wichtige Symptome einer Blutarmut Müdigkeit, Blässe, Leistungsabfall, Schwindel u. ä.

**Achtung**! Eine Blutarmut muss zunächst immer vom Arzt abgeklärt werden!
Sollten die aufgelisteten Empfehlungen für die Selbsthilfe nicht ausreichen, sind andere Maßnahmen erforderlich, z. B. die Gabe von Blutkonserven oder der Einsatz von Wachstumsstoffen für rote Blutkörperchen.

Eine Blutarmut bei Krebs kann durch die Chemo- oder Strahlentherapie verursacht werden, da diese Therapien auf das Knochenmark und damit auf die Blutbildung einwirken. Dennoch kann es auch zahlreiche andere Ursachen geben. So können auch die Tumoren selbst den Eisenstoffwechsel stören. Oder es kann ein Mangel an Vitamin B12 oder Folsäure vorliegen.

## Was Sie selbst tun können

### Bewegung

Gehen Sie viel spazieren (mindestens 30 Minuten am Tag), aber gönnen Sie sich auch immer wieder kleine Ruhepausen.

### Stärkungstrunk

Ein Stärkungstrunk aus der Traditionellen Indischen Medizin, dem Ayurveda, besteht aus Zuckerrohrmelasse (Bioladen), Wasser und Zitronensaft. Füllen Sie dafür morgens einen TL Melasse in ein Glas, lösen Sie diese in etwas heißem Wasser auf, füllen Sie dann das Glas mit lauwarmem Wasser auf und geben Sie den Saft von einer halben Orange oder Zitrone hinzu. (**Vorsicht:** Bei Diabetes ist der Trunk wegen des Zuckergehaltes ungeeignet.)

**Achtung!** Nehmen Sie eisenhaltige Präparate nur dann ein, wenn ein onkologisch versierter Arzt einen echten Eisenmangel festgestellt hat

**Ernährung**

Achten Sie bei echtem Eisenmangel begleitend auf Nahrungsmittel, die reich an **Eisen** und **sekundären Pflanzenstoffen** sind. Sekundäre Pflanzenstoffe wie z. B. die Farbstoffe aus dunkelrotem Obst/ Gemüse und aus Blattgrün können die Blutbildung unterstützen.

Achten Sie außerdem auf eine Ernährung, die reich an **Folsäure** und **Vitamin B12** ist. Ein Mangel an Folsäure kann eine Blutarmut begünstigen und außerdem Schleimhautschäden im Mund und Magen-Darmstörungen verursachen. Bitte beachten Sie zum Vitamin B12, dass dieses ausschließlich in tierischen Produkten vorkommt. Sollten Sie sich vegan ernähren, so ist die Versorgung mit Vitamin B12 besonders wichtig. Lebensmittel, die die genannten Substanzen in besonderem Maße enthalten, finden Sie in den folgenden Abschnitten.

Die Bioverfügbarkeit von **Eisen** aus pflanzlichen Nahrungsquellen ist durch die gleichzeitige Aufnahme von Vitamin C-reichem Obst höher. Kaffee, schwarzer Tee und Milch hemmen hingegen bei gleichzeitigem Genuss die Aufnahme von Eisen.

| Eisen in Lebensmitteln | |
|---|---|
| **Pflanzliche Produkte** | **Tierische Produkte** |
| Hülsenfrüchte (z. B. Linsen, weiße Bohnen), Sojamehl, Hirse, Haferflocken, unpolierter Reis, Trockenobst (Feigen, Aprikosen), Weizenvollkornmehl, Ölsamen (Sesam, Leinsamen), Nüsse | Eier, Fleisch, Fisch |

**Folsäure** ist wasserlöslich. Man sollte daher das Gemüse nur kurz waschen und das Kochwasser mitverzehren!

| Folsäure in Lebensmitteln | |
|---|---|
| **Pflanzliche Produkte** | **Tierische Produkte** |
| Weizenkeime, rote Bohnen, Sojabohnen, Weizenkleie, Spinat, Brokkoli, grünes Blattgemüse, Bierhefe, Rote Bete, Walnüsse, Mais | Eier, Milchprodukte |

**Vitamin B12** muss aus der Nahrung aufgenommen werden. Die Aufnahme erfolgt am Ende des unteren Dünndarms (im so genannten terminalen Ileum), und hierzu bedarf es des vom Magen produzierten *intrinsic factor*. Bei Entzündungen im Magen- oder Dünndarmbereich oder bei

Autoimmunprozessen, durch Operationen oder durch mangelnde Zufuhr kann es zu einem Mangel an Vitamin B12 kommen. Vitamin B12 kommt nur in tierischen Produkten vor.

| **Vitamin B12 in Lebensmitteln** |
|---|
| Eier, Vollmilch, Milchprodukte, Käse (z. B. Camembert, Emmentaler), Fleisch und Fisch (z. B. Lachs) |

Der Vitamin B12-Spiegel sollte bei veganer oder vegetarischer Ernährung alle 1–2 Jahre im Serum überprüft werden, da ein lange anhaltender Mangel zu schweren Störungen der Blutbildung (perniziöse Anämie) oder zu Nervenschäden (funikuläre Myelose, Polyneuropathie) führen kann.

Bei Patienten mit Polyneuropathie – häufig hervorgerufen durch Zytostatika – ist eine Überprüfung des B-Vitaminstatus sinnvoll.

## Durchfall

Unter Durchfall versteht man die häufige Entleerung des Darms mit dünnem Stuhl, die oft mit krampfartigen Bauchschmerzen einhergeht.

**Achtung!** Durchfall kann lebensbedrohlich sein!
Treten mehr als drei Durchfälle in acht Stunden auf, dann gehen Sie bitte zum Arzt bzw. in die Notaufnahme – auch nachts und am Wochenende!
Wurden Sie am Magen oder Darm operiert, oder besteht die Gefahr eines Darmverschlusses, so konsultieren Sie **vor jeder Selbsthilfemaßnahme** Ihren behandelnden Arzt!

Chemotherapie und Bestrahlung können Durchfall verursachen. Daneben gibt es jedoch noch zahlreiche andere Ursachen, z. B. Magen-Darminfekte.
Bei Krebsbefall des Darms kann eine operative Entfernung von Teilen des Dünndarms notwendig sein. Treten durch diese Operation bedingt Beschwerden auf – wie z. B. Durchfall – spricht man vom „Kurzdarmsyndrom".

## Was Sie selbst tun können

### Trinken und Ernährung

- Sorgen Sie für eine ausreichende Flüssigkeitszufuhr. Trinken Sie warmes Wasser, Gemüsebrühe und Tee, vor allem milde Kräutertees wie Fencheltee.
- Achten Sie auf Ihre Ernährung: Fettes, Gebratenes oder Milch werden Sie jetzt kaum vertragen. Leichte Suppen, Reis und Zwieback werden Ihnen in der Anfangsphase guttun.
- Verzichten Sie auf kalte Speisen. Essen Sie Speisen, die zimmer- oder körperwarm sind.

### Präparate und Pflanzen

- Myrrhinil-Intest® ist ein naturheilkundliches Präparat, das die entzündungshemmende Kamille, die Myrrhe und die adsorbierende (stuhlfestigende) Kaffeekohle kombiniert.

> Bitte besprechen Sie die Anwendung und Dosierung mit Ihrem behandelnden Arzt.

- Rein adsorbierend ist Kohle. Die Kaffeekohle (*Coffeae carbo*) bindet Stoffe, wirkt leicht kreislaufanregend und darmreinigend. Auch bei durch Vergiftungen bedingten Magen-Darmentzündungen leistet sie gute Dienste. Dafür mehrmals täglich eine Messerspitze bis einen gestrichenen Teelöffel in Wasser verrühren und trinken.

- Nehmen Sie vor dem Essen Heidelbeermuttersaft oder getrocknete Heidelbeeren (5–8 Beeren) ein. Getrocknete Heidelbeerfrüchte enthalten Gerbstoffe, die bei Durchfall dafür sorgen, dass die durchlässige Darmschleimhaut etwas abgedichtet wird. Die Farbstoffe wirken günstig auf die Gefäße und die Sauerstoffversorgung. **Vorsicht:** Frische Heidelbeeren wirken abführend!
- Für die Zufuhr von Elektrolyten hat sich folgendes Rezept bewährt:

**Elektrolytlösung**

½ Liter abgekochtes Wasser oder schwarzen Tee, der schwach (d. h. mit wenigen Blättern) zubereitet wird und lange (15 Minuten) gezogen hat, mit ½ Teelöffel Salz und 5 Teelöffeln Zucker mischen. Mit etwas Orangensaft abschmecken.

Häufige, kleine Trinkmengen sind sinnvoll: Alle 5–10 Minuten ½ Teelöffel einnehmen.

- Zusätzlich zu anderen Maßnahmen können Sie das entgiftend wirkende homöopathische

Arzneimittel Okoubaka D2 (Globuli oder Tabletten) einsetzen. Das homöopathische Mittel aus der Rinde eines afrikanischen Baumes hat sich bei Reisedurchfall, Unverträglichkeiten und Vergiftungserscheinungen bewährt, die sich in Magen-Darmproblemen äußern. Es wird über die akute Situation hinaus drei Wochen lang eingenommen (Erwachsene: 3 x täglich 5 Globuli oder 1 Tablette).

- Benötigen Sie ein stärker wirksames Durchfallmittel, so ist die Uzarawurzel, die in Fertigarzneimitteln verarbeitet ist, eine nebenwirkungsarme Möglichkeit der Behandlung. Die Wurzel wirkt vorrangig krampflösend, hemmt die Darmbewegung und stillt so den Durchfall.

**Achtung**! Uzarawurzel nur einnehmen, wenn der Darm durch OP, Bestrahlung oder Tumor nicht in seiner Funktion beeinträchtigt ist!

### Aufbaunahrung

Als flüssige Aufbaunahrung hat sich Reisschleim bewährt: Etwa 1 Liter Wasser mit 3–4 Esslöffeln Reis ca. 1 Stunde köcheln lassen, mit ein paar Tropfen Zitronensaft und Salz würzen.

Ebenso geeignet ist eine leicht gesalzene Karottensuppe, die jedoch sehr lange kochen muss, um wirklich zu wirken. Dieses alte volksmedizinische Rezept wurde 1908 von dem damaligen Ordinarius der Heidelberger Universitäts-Kinderklinik, Prof. Ernst Moro, wiederentdeckt. Zur damaligen Zeit war Durchfall eine der Haupttodesursachen bei Säuglingen und kleinen Kindern. Moro besann sich auf die Karottensuppe und konnte dadurch viele Kinder retten.

**Karottensuppe nach Moro**

½ Kilo Karotten schälen, in 1 Liter Wasser 1 Stunde weichkochen, pürieren. Einen knapp gestrichenen Teelöffel Kochsalz dazu geben und wieder auf insgesamt 1 Liter Flüssigkeitsmenge auffüllen.

Durch das lange Kochen – und nur dadurch – entstehen in der Suppe Wirkstoffe, die das Anheften der Bakterien an die Darmwand verhindern und ihre Ausscheidung begünstigen.

Die Karottensuppe nach Moro bekam in den letzten Jahren als Behandlungsmaßnahme beim EHEC-Virus neue Aktualität.

Zum weiteren Kostaufbau sind Kartoffeln oder frisch geriebener Bananen- oder Apfelbrei geeignet. Verwenden Sie zum Reiben eine Glasreibe.

Da Glasreiben sehr fein reiben, vergrößern sie auch die Oberfläche des Apfels. Gerade bei Durchfall oder zur Darmentgiftung ist dies wichtig: Äpfel enthalten Pektine, Quellstoffe, die bindend wirken und den Stuhl festigen. Sie brauchen eine möglichst große Oberfläche, um möglichst hohe Bindungseigenschaften zu entwickeln.

**Opiumtinktur bei Kurzdarmsyndrom**

Falls bei Ihnen Teile des Darms operativ entfernt wurden und Sie aufgrund dieser OP an Durchfall leiden (Kurzdarmsyndrom), so gibt es auch hier bewährte Mittel: Fragen Sie Ihren Arzt bei schwerem anhaltendem Durchfall im Rahmen eines Kurzdarmsyndroms nach *Tinctura opii* (Opiumtinktur). Die Tinktur ist betäubungsmittelpflichtig. Alternativ kann Ihr Arzt das Fertigpräparat Lopedium® verordnen.

**Selen bei Bestrahlung im Beckenbereich**

Sollten Sie im Rahmen eines gynäkologischen Tumorleidens im Beckenbereich bestrahlt werden, so hat sich gezeigt, dass mit einer Dosis von 500 µg Selen täglich die Nebenwirkung Durchfall während der Strahlentherapie deutlich zurückgeht und die Wirksamkeit der Strahlentherapie dadurch nicht beeinträchtigt wird (vgl.

Mücke et al.: Multicenter, Phase III Trial Comparing Selenium Supplementation With Observation in Gynecologic Radiation Oncology. Integrative Cancer Therapies. 2014; 13 (6): 463–467).

## Fatigue-Syndrom

Der Begriff Fatigue-Syndrom (französisch *fatigue* = Müdigkeit) beschreibt eine starke Abgeschlagenheit und Müdigkeit bis hin zur völligen Erschöpfung trotz ausreichender Schlaf- und Ruhephasen. Dieser Zustand, der auch ohne vorherige Anstrengung auftritt, kann bei Krebskranken Wochen bis Monate nach dem eigentlichen Therapiezeitraum anhalten. Er schränkt die Lebensqualität erheblich ein.
Sowohl die Tumorerkrankung selbst als auch die Behandlungen, insbesondere Chemotherapie und Bestrahlung, verursachen anhaltende Müdigkeit, Abgeschlagenheit und Erschöpfung.

### Was Sie selbst tun können

**Bewegung**
Die beste Möglichkeit, etwas gegen die Erschöpfung zu tun und den Organismus zu stärken, ist Bewegung. Die Wirksamkeit der Bewegungstherapie bei tumorassoziierter Fatigue ist wissenschaftlich nachgewiesen.
In fast jedem Stadtteil gibt es Gesundheitszentren oder Sportvereine mit guten Kursangeboten, die man entsprechend den eigenen Vor-

lieben auswählen kann. Tänzerische Gymnastik, asiatische Bewegungskunst, Yoga, Bauchtanz – es gibt zahlreiche Formen von Bewegung, die viel Spaß machen und den Energiespeicher merklich auffüllen!
Besonders gut und wissenschaftlich überprüft ist **Walking** oder **Nordic Walking** (Laufen mit Stöcken). Es ist sicherlich nicht immer einfach, sich aufzuraffen. Gerade weil man sich so erschöpft fühlt, fällt der Entschluss, einen Spaziergang zu machen oder eine Runde auf dem Fahrrad zu drehen, schwer. Und dennoch: Wenn man sich erst einmal aufgerafft hat, tut die Bewegung spürbar gut und steigert das Wohlbefinden. Für Ungeübte ist ein zügiger Spaziergang ein hervorragender Einstieg in die Bewegungstherapie. Wohnen Sie auf dem Dorf, dann liegt die Natur für einen Spaziergang oder ein Walking-Erlebnis vor Ihrer Tür. Es ist günstig, sich regelmäßig mit Freunden oder Familienmitgliedern zu verabreden.
Wem dieser Schritt zu mühsam erscheint, der sei auf das ständig wachsende Angebot an **Gymnastik-Videos**, DVDs oder Hör-CDs hingewiesen. Mit ihrer Hilfe kann man zuhause im Wohnzimmer etwas für sich tun – auch gemeinsam. Zu

empfehlen sind hier Angebote mit sanften Bewegungen.

### Entspannung

An zweiter Stelle nach der Bewegungstherapie sind Entspannungsverfahren zu nennen, die insbesondere bei Schlaflosigkeit, die im Zusammenhang mit dem Fatigue-Syndrom auftritt, von Bedeutung sind. Die bekanntesten Entspannungsverfahren sind das Autogene Training und die Progressive Muskelentspannung nach Jacobson. Beide Verfahren sollten unter fachlicher Anleitung erlernt werden.

Das **Autogene Training** wurde von J. H. Schultz aus klassischen Yoga-Techniken entwickelt. Dabei wird die Aufmerksamkeit auf verschiedene Körperbereiche gelenkt und das Gefühl von Wärme und Schwere gefördert („Mein linkes Bein ist warm. Mein linkes Bein liegt schwer auf dem Boden auf.“)

Bei der **Progressiven Muskelentspannung** nach Jacobson wird durch systematisches Anspannen und Lockerlassen einzelner Muskelgruppen die Anspannung der Muskeln vermindert und die Selbstwahrnehmung der inneren Anspannung verbessert.

Auch ein **Body Scan**, eine Körperreise, kann die Entspannung fördern:

**Eine Entspannungsübung: „Körperreise"**
(Text: Dr. U. Koch)

Legen Sie sich entspannt auf den Rücken und schließen Sie die Augen. Richten Sie Ihre Aufmerksamkeit nach innen und nach und nach auf den ganzen Körper.
Beginnen Sie und lenken Ihre Konzentration auf die rechte Hand – auf den Daumen – den Zeigefinger – Mittelfinger – Ringfinger – kleinen Finger – Handinnenfläche – Handgelenk – Ellenbogen – Oberarm – Schulter – Achsel – rechten Brustkorb – Taille – Hüfte – rechten Oberschenkel – Knie – Unterschenkel – Knöchel – Ferse – Fußsohle – großen Zeh – 2. Zeh – 3. Zeh – 4. Zeh – kleinen Zeh. Bei jedem Körperteil verweilen Sie einen kleinen Augenblick.
Nun lenken Sie Ihre Aufmerksamkeit auf die linke Körperhälfte und beginnen bei der linken Hand – dem Daumen ... (weiter wie auf der rechten Seite).
Richten Sie nun die Aufmerksamkeit auf das Gesäß und gehen Sie dann Wirbel für Wirbel das Rückgrat hinauf bis zum Hinterkopf. Lenken Sie dann Ihre Konzentration auf das rechte Ohr – das linke Ohr – die Stirn – die rechte Augenbraue – die linke Augenbraue – den Punkt zwischen den Augenbrauen

– das rechte Auge – das linke Auge – die Nase – die rechte Wange – die linke Wange – die Oberlippe – die Unterlippe – das Kinn.
Genießen Sie anschließend die tiefe Ruhe und die Wärme der Entspannung in Ihrem ganzen Körper und verweilen Sie ein wenig in diesem Zustand, bevor Sie wieder zum Tagesbewusstsein zurückkehren.

**Anwendungen mit Wasser**

Aus der Hydrotherapie, d. h. der Anwendung von Wasser zu therapeutischen Zwecken, sind zahlreiche Anwendungen bekannt, v. a. Anwendungen mit kaltem Wasser (kühle Arm- und Unterschenkelgüsse) oder Anwendungen mit wechselnder Temperatur, die den Organismus anregen und stärken. Wichtig ist hierbei, die Reaktionsmöglichkeiten des Organismus zu berücksichtigen, d. h. den Körper nicht zu überfordern. Bei Kaltwasseranwendungen ist darauf zu achten, dass die Dauer kurz ist (2–3 Minuten) und dass man sie nie ausführt, wenn der Körper selbst kalt ist.
Eine günstige Anwendung, um sich zwischendurch zu erfrischen, ist der kalte Unterarmguss. Dafür lassen Sie im Waschbecken kaltes Wasser

laufen und halten die nackten Unterarme kurz darunter.

Eine andere, einfache Möglichkeit, die anregende Kraft des kalten Wassers zu nutzen: Nachdem Sie sich morgens mit warmem Wasser gewaschen oder geduscht haben, reiben Sie sich zügig mit einem in kaltes Wasser getauchten, ausgewrungenen Waschlappen ab. Am besten nun noch einmal kurz ins Bett und aufwärmen, ansonsten einfach abtrocknen. Bitte diese Anwendung nicht durchführen, wenn Ihnen kalt ist oder Sie sich danach nicht von alleine wieder aufwärmen. Dann ist der Organismus zu schwach, um auf den Kältereiz mit eigener Kraft durch eine Wiedererwärmung zu reagieren.

Das Fatigue-Syndrom muss von **Depressionen** abgegrenzt werden. Scheuen Sie sich nicht, das Gespräch mit einem erfahrenen Psychiater, einem Psychotherapeuten oder Psychoonkologen zu suchen. Sprechen Sie mit Ihrem Arzt über Ihre Beschwerden. Möglicherweise wird er eine Therapie mit Johanniskrautpräparaten (stimmungsaufhellend) oder eine Misteltherapie empfehlen.

Bei laufender Hormon- oder Zytostatikatherapie ist eine Therapie mit Johanniskraut aufgrund von Wechselwirkungen nicht immer möglich. Dann ist

z. B. eine Rhythmische Massage empfehlenswert. Dabei handelt es sich um eine ganzheitliche Massageform aus der anthroposophischen Medizin. Bewegung bessert nicht nur Fatigue, sondern auch Depression!

## Fieber

Während einer Chemotherapie stellen Infektionen ernstzunehmende Situationen dar. Fieber kann durch derartige Infektionen ausgelöst werden. Meiden Sie daher während einer höher dosierten Chemotherapie Menschenansammlungen und öffentliche Verkehrsmittel, vor allem in der Erkältungszeit.
Gleichzeitig kann es im Rahmen bestimmter Therapien selbst zu Fieber kommen, beispielsweise unter einer Misteltherapie.
Eine künstliche Erhöhung der Körpertemperatur kann sogar gezielt im Rahmen einer Hyperthermiebehandlung eingeleitet werden.

**Achtung**! Da jegliche Form von Fieber abgeklärt werden muss, gilt für den Patienten der Grundsatz:
Wenn die Temperatur nach einer Krebsbehandlung einmal über 38,5 °C oder zweimal am Tag über 38,0 °C ansteigt, sollten Sie mit dem behandelnden Arzt Kontakt aufnehmen.

### Was Sie selbst tun können

- Günstig für alle Fieberkranken ist, viel zu trinken, z. B. verdünnte Fruchtsäfte wie Kirschsaft, Holunder- oder Lindenblütentee. Man rechnet pro Grad Temperaturerhöhung einen zusätzlichen Flüssigkeitsbedarf von einem halben bis einen Liter.

– Angenehm für den Fiebernden sind Abwaschungen mit Wasser, das ein bisschen kühler als die Körpertemperatur ist und dem ein Schuss Obstessig zugefügt wurde.

## Frieren

Der Wärmehaushalt ist bei vielen Krebspatienten gestört, sie frieren viel leichter als zuvor. Dies kann durch eine Gewichtsabnahme mitbedingt sein.

### Was Sie selbst tun können

Insgesamt sollte man während der Therapie dem Wärmehaushalt mehr Aufmerksamkeit widmen und dafür sorgen, dass einem nicht kalt wird. Das bedeutet, auf warme Kleidung und „warme" Ernährung zu achten.
Mit „warmer Nahrung" sind zum einen warme Speisen wie ein warmer Frühstücksbrei oder eine warme Suppe gemeint. Daneben gibt es auch Lebensmittel, die – nach der Traditionellen Chinesischen Medizin – energetisch warm sind. Beispielsweise ist der Ingwer eine erwärmende Pflanze, die als Tee genossen werden kann.

**Bitte beachten** Sie, dass Ingwer bei manchen Formen der Chemotherapie die Beschwerden verstärken kann. Daher ist es erforderlich, vor einer Selbstbehandlung mit dem behandelnden Arzt Rücksprache zu halten.

**Heißer Ingwertee**
Ein Stück frische Ingwerwurzel abschneiden und schälen (pro Tasse ein daumennagelgroßes Stück) und in kleine Stückchen schneiden. Den Ingwer in eine Tasse füllen und mit kochendem Wasser übergießen, 10 Minuten ziehen lassen. Je nach Geschmack mit etwas Honig süßen. **Achtung!** Ingwertee nicht bei entzündeten Schleimhäuten trinken, da er reizen könnte.

**Empfehlung aus dem Ayurveda**
10–15 Minuten lang gekochtes Wasser in eine Thermoskanne füllen und in häufigen kleinen Portionen (alle 15–30 Minuten) trinken.

## Geschmacksirritationen

Durch die Chemotherapie kann es zu Geschmacksveränderungen kommen: Man meint, das Essen schmeckt nicht mehr oder hat einen bitteren, salzigen oder metallischen Geschmack. Derartige Geschmacksirritationen sind von Mensch zu Mensch unterschiedlich und können sehr vielfältige Ausprägungen haben. Wichtig zu wissen: Die Geschmacksveränderungen sind in aller Regel reversibel, d. h. sie gehen nach der Therapie wieder zurück.

### Was Sie selbst tun können

- Seien Sie erfinderisch und testen aus, was Ihnen bekommt und schmeckt.
- Wenn durch die Medikamente das Geschmacksempfinden verändert ist, verzichten manche Patienten auf ihre Lieblingsspeisen, um sich diese nicht zu „verderben".
- Probieren Sie, die Speisen geruchs- und geschmacksarm zuzubereiten (Verzicht auf starke Gewürze).
- Spülen Sie den Mund vor dem Essen kurz mit Wasser aus.

- Bitterstoffe in Getränken oder Lebensmitteln regen die Speichelproduktion an und können schlechten Geschmack im Mund vertreiben.
- Achten Sie auf eine gute Mundhygiene.

## Gürtelrose

Bei einer Gürtelrose (Herpes zoster) handelt es sich um einen durch das Varizella-Zoster-Virus (VZV) verursachten, schmerzhaften Hautausschlag. Sie tritt bei immungeschwächten Menschen durch das Wiederaufflammen einer Infektion mit Varizella-Zoster-Viren (meist nach kindlichen Windpocken) auf.

Bitte sprechen Sie möglichst frühzeitig mit Ihrem behandelnden Arzt, um ein häufig später einsetzendes chronisches Schmerzsyndrom (so genannte Zosterneuralgie) zu vermeiden. Gürtelrose wird sehr wirksam mit Virostatika, d. h. virenhemmenden Mitteln, behandelt. Sollten Sie einen bläschenartigen Ausschlag im Gesicht (Ohr, Auge etc.) entwickeln, suchen Sie bitte umgehend ärztliche Hilfe auf.

Es gibt einige bewährte homöopathische Mittel bei Gürtelrose, die jedoch von einem homöopathischen Arzt individuell verordnet werden sollten.

## Was Sie selbst tun können

- Halten Sie das betroffene Hautareal trocken. Eventuell kann Puder oder das Abdecken mit Kompressen helfen.
- Bei Schmerzen können Sie begleitend Capsaicin-Salbe dünn auf den betroffenen Bereich auftragen. Capsaicin-Salbe enthält Wirkstoffe des Cayenne-Pfeffers. Es ist daher wichtig, die Salbe mit Handschuhen aufzutragen oder sich nach Anwendung die Hände gründlich zu waschen, damit die Salbe nicht in Kontakt mit Schleimhäuten (z. B. Augen) gerät.

**Achtung**! Die Anwendung sollte ausschließlich nach Rücksprache mit dem behandelnden Arzt erfolgen, die erste Anwendung unter Aufsicht des Arztes.

## Haarausfall

Die Arzneimittel der Chemotherapie sind Zellgifte, die einen Einfluss auf die Zellteilung haben und somit das Zellwachstum hemmen. Besonders betroffen sind – neben den Krebszellen – gesunde Körperzellen, die sich häufig teilen. Das sind besonders die Zellen der Haare, der Nägel und der Schleimhäute (sie kleiden die inneren Oberflächen aus, z. B. im Mund, im Verdauungstrakt oder im Genitaltrakt). So kommt es in vielen Fällen zu einem teilweise oder vollständigen, vorübergehenden Haarausfall nach Chemotherapie. Das Gleiche gilt für die Strahlentherapie, sofern sie in einem behaarten Areal durchgeführt wird.

Der Haarausfall ist in der Regel vorübergehend. 4–6 Wochen nach der letzten Behandlung beginnt das Haar wieder nachzuwachsen.

Nicht jede Chemotherapie führt zu Haarausfall. Daher ist es sinnvoll, im Vorfeld mit dem behandelnden Therapeuten über die Nebenwirkungen des verwendeten Zytostatikums zu sprechen.

Gegen die Ursache des Haarausfalls kann man auch naturheilkundlich (fast) nichts machen.

Eingeschränkt wirksam – und eher unangenehm – ist das wiederholte Kühlen des behaarten Kopfes während der Chemotherapie. Es gibt mittlerweile spezielle Kühlhauben, die in vielen Kliniken angeboten werden. Mithilfe einer Art Badekappe, in der Kühlflüssigkeit zirkuliert, wird die Kopfhaut auf etwa 5 °C gekühlt und so die Durchblutung der Haarfollikel reduziert. Hierdurch wird weniger Zellgift von den Haarwurzeln aufgenommen, und der Haarausfall kann reduziert werden.

## Was Sie selbst tun können

Das Neuwachstum der Haare lässt sich in gewissem Maße fördern. Hier ein paar Pflegetipps:

- Wichtig ist eine gute Mineralversorgung für den Körper durch Mineralpräparate oder die Einnahme von Süßwasseralgen (Spirulina).
- Auch Brennnesseltee ist empfehlenswert. Bei der Einnahme von Brennnessel in Form von Tee oder anderen Darreichungsformen sollte Rücksprache mit dem Arzt gehalten werden. Auch ist es wichtig, hier nicht zu übertreiben! Verwenden Sie am ehesten eine Teemischung, die im Handel erhältlich ist, und belassen sie es bei einer Tasse Tee am Tag.

– Für die äußerliche Anwendung (als Tonikum nach der Haarwäsche) eignen sich z. B. Dr. Hauschka Haartonikum und Spülungen mit verdünntem Apfelessig (1 guter Schuss Essig auf ½ Liter lauwarmes Wasser).

## Hautrötung bei Bestrahlung

Durch die Strahlentherapie kann es im betroffenen Bereich zu einer Hautrötung kommen. Außer der Rötung können im bestrahlten Bereich rote Flecken, Ausschlag, Jucken, Verfärbungen, Nässen, Blasenbildung und erhöhte Sonnenempfindlichkeit auftreten.

### Was Sie selbst tun können

- Vermeiden Sie während der Strahlentherapie jeglichen Kontakt der Haut im Strahlenfeld mit Wasser, und setzen Sie das Strahlenfeld nicht der Sonne aus.
- Zur Behandlung von Hautrötung hat sich Dr. Hauschka Seidenpuder bewährt.
- Kohlauflagen (**Vorsicht!** Erst nach Abschluss der Bestrahlung anwenden!) wirken kühlend und antientzündlich. Dafür wird ein sauberes Weißkohlblatt mit dem Nudelholz gewalkt und auf die betroffene Stelle aufgelegt.

> Besprechen Sie alle Maßnahmen mit dem behandelnden Onkologen bzw. mit einem naturheilkundlichen oder homöopathischen Arzt, der die onkologische Therapie begleitet.

## Kribbeln in Händen und Füßen

Durch die Chemotherapie kann es zu einer Nervenschädigung, einer so genannten Polyneuropathie, kommen. Man merkt dies z. B. an Kribbeln in Händen und Füßen.

Bei Kribbeln, Ameisenlaufen und anderen Missempfindungen hat sich die Akupunktur in der ärztlichen Praxis bewährt. Sie kann nicht in der Selbsthilfe angewendet werden. Sollten Sie unter den genannten Beschwerden leiden, dann suchen Sie einen Arzt auf, der in der Akupunktur Erfahrung hat.

In der Physikalischen Therapie gibt es neben klassischen Kneipp-Anwendungen (Wechselbäder, Güsse) auch elektrogalvanische Bäder (ärztliche Verordnung) oder TENS (transkutane elektrische Nerven-Stimulation, eine Selbsthilfetherapie unter ärztlicher Anleitung), die in manchen Fällen Linderung verschaffen.

### Was Sie selbst tun können

– Informieren Sie den behandelnden Arzt rechtzeitig über die Beschwerden, damit bereits in einem frühen Stadium therapeutisch eingegriffen werden kann!

- Sinnvoll ist die Einnahme eines Vitamin B-Komplexes (Vitamin B6, B12), um den Nervenstoffwechsel zu unterstützen, ggf. auch die Überprüfung des Vitaminhaushaltes im Blut.
- Schalten Sie negative Einflüsse aus (z. B. Alkohol, Rauchen), und ernähren Sie sich ausgewogen.
- Massieren Sie die betroffenen Bereiche vorsichtig mit Aconit Schmerzöl (WALA).
- Capsaicin-Salbe enthält Wirkstoffe des Cayenne-Pfeffers und wirkt stark erwärmend im betroffenen Bereich. Reiben Sie die Salbe am besten mit Handschuhen ein, oder waschen Sie sich nach der Anwendung die Hände gründlich, damit die Salbe nicht in Kontakt mit Schleimhäuten (z. B. Augen) gerät.

Die Anwendung sollte ausschließlich nach Rücksprache mit dem behandelnden Arzt erfolgen, die erste Anwendung unter Aufsicht des Arztes.

## Nebenwirkungen von Antibiotika

Während einer Chemotherapie kann es zu Infektionen kommen, die den Einsatz von Antibiotika erfordern. Antibiotika können zu Nebenwirkungen führen, insbesondere zu Verdauungsbeschwerden.

### Was Sie selbst tun können

- Das homöopathische Arzneimittel Okoubaka mildert die Folgen von Verdauungsstörungen, ungünstigen Arzneimittelwirkungen und toxischen Einflüssen: 3 x täglich (etwa 30 Minuten vor den Mahlzeiten) 5 Globuli oder 1 Tablette Okoubaka D2 im Mund zergehen lassen.
- Daneben bietet sich die Einnahme von Mikroorganismen zum Aufbau der Darmflora an, so genannte Probiotika. Die im Handel empfohlenen Trinkfläschchen sind aufgrund des oft hohen Zuckergehaltes nicht zu empfehlen. Geeignete Präparate sind z. B. Symbioflor und Mutaflor. Bitte erkundigen Sie sich bei Ihrem Arzt oder in der Apotheke nach dem genauen Einnahmeschema.

– Die Einnahme von *Saccharomyces boulardii* (Hefe, z. B. Perenterol®) fördert ebenfalls den Aufbau der Darmflora und lindert Durchfallbeschwerden während oder nach der Antibiotikatherapie.

**Achtung**! Bei starken Durchfällen oder Bauchbeschwerden während einer Antibiotikatherapie wenden Sie sich bitte immer an Ihren Arzt: Es könnte eine Clostridien-Infektion vorliegen. Sie kann vor allem im höheren Lebensalter zu einer raschen Schwächung des gesamten Organismus führen.

## Schlaflosigkeit

Die Krebstherapie selbst, aber auch zusätzliche Medikamente wie z. B. Cortison können Schlafstörungen verursachen. Natürlich können einem auch Sorgen um die Erkrankung, Schmerzen, Ängste oder Konflikte den Schlaf rauben.

### Was Sie selbst tun können

**Maßnahmen direkt vor dem Schlafengehen**

- Hören Sie vor dem Schlafengehen eine Entspannungs-CD, die Ihnen gefällt.
- Achten Sie darauf, dass Ihr Schlafzimmer nicht zu warm ist, lüften Sie vor dem Schlafengehen gut durch.
- Schalten Sie äußerliche Lärmquellen aus, z. B. einen laut tickenden Wecker. Stellen Sie den Wecker aus dem Gesichtsfeld.
- Vermeiden Sie schwere Mahlzeiten am späten Abend.
- Trinken Sie unmittelbar vor dem Zubettgehen nichts mehr. Entleeren Sie die Harnblase.

**Kneippsche Verfahren**

- Duschen Sie abends Ihre Waden und Füße kurz kühl ab oder waschen Sie mit einem in kühles Wasser getauchten Waschlappen Füße und Unterschenkel ab. Nicht abtrocknen, sondern stattdessen gleich ins Bett schlüpfen, wo sich die Füße von alleine aufwärmen, was Ihnen ein wohliges Gefühl und die nötige Bettschwere gibt.

– Wenn Ihre Füße kalt sind, nehmen Sie ein warmes Fußbad von etwa 20 Minuten: Körperwarmes Wasser bis zum Knöchel in die Badewanne laufen lassen, besser noch in eine Fußbadewanne oder einen großen Eimer füllen und die Füße darin baden.

**Pflanzliche Schlafmittel**

– Die Baldrianwurzel wirkt beruhigend und schlaffördernd, gleichzeitig muskelentspannend und krampflösend. Studien weisen eine Beruhigung des zentralen Nervensystems, eine Verbesserung der Schlafqualität mit verminderten Durchschlafstörungen sowie eine bessere Tagesbefindlichkeit mit höherer Konzentrations- und Leistungsfähigkeit nach.

**Achtung!** Halten Sie Rücksprache mit dem behandelnden Arzt. Baldrian kann die Wirkung der Chemotherapie verändern.

Achten Sie bei der Einnahme von Baldrianpräparaten auf eine ausreichende Dosierung. Hier bieten sich Fertigarzneipräparate an. Die optimale Tagesdosis des Baldrianextraktes bei Schlafstörungen liegt bei 600 mg Trockenextrakt. Auch ein regelmäßig genossener Schlaftee kann helfen.

**Schlaftee**

40 g Baldrianwurzel
30 g Passionsblume
30 g Melissenblätter
in der Apotheke mischen lassen.

1 gehäuften Teelöffel der Mischung mit einer Tasse kochendem Wasser übergießen und zugedeckt 10 Minuten ziehen lassen, abseihen. Mehrmals täglich und ca. 30 Minuten vor dem Schlafengehen eine Tasse trinken.

– Eine sehr gute Alternative zu Baldrian ist Lavendel als schlaf- und entspannungsfördernde Heilpflanze. Inhaltsstoffe sind vor allem ätherische Öle und so genannte Labiatengerbstoffe, wobei für die entspannende Wirkung vor allem das ätherische Öl verantwortlich ist.

Lavendelblüten werden traditionell äußerlich angewendet, man kennt den Geruch von Seife, Badezusätzen, Eau de Toilette usw. Sehr gut lassen sich Lavendelblüten mit in ein Schlafkissen einnähen.
Mittlerweile gibt es ein Fertigarzneimittel mit dem reinen ätherischen Öl (Lasea®). Hauptanwendungsgebiete sind ängstliche Unruhe, kreisende Gedanken und Schlafstörungen.

**Achtung!** Milch oder Alkohol verstärken die Aufnahme des Lavendelöls. Nebenwirkung kann gelegentlich Übelkeit oder Aufstoßen sein. Keine Anwendung bei Fruktoseintoleranz (Lavendelöl enthält Sorbitol).

Michael Elies, Annette Kerckhoff, Ulrich Koch: *Schlafstörungen – Selbsthilfe und Schlaftypen.* Essen: KVC 2020

## Schleimhautschäden im Mund (Mukositis)

Die Schleimhäute, die unseren Mund, unsere Atemwege, unseren Verdauungstrakt, die Geschlechtsorgane usw. auskleiden, bedecken unsere „inneren Oberflächen". Die Schleimhaut besteht aus Zellen, die sich besonders schnell teilen. Dadurch werden sie von der Chemotherapie, die als Zellgift gerade beim Zellwachstum ansetzt, in besonderem Maße geschädigt.
Die Schleimhaut im Mund kann auch unmittelbar durch Bestrahlung im HNO-/ Gesichtsbereich geschädigt werden.

> Seien Sie vorsichtig mit Mundwasser. Viele Präparate sind zu scharf oder enthalten Alkohol.

### Was Sie selbst tun können

**Mundspülungen**

- Bei schweren Schleimhautschäden ist die gerbstoffhaltige Blutwurz- oder Tormentillwurzel nützlich. Gerbstoffe verbinden sich mit den Eiweißen der Schleimhautoberfläche und bilden dadurch eine gewisse Schutzschicht. Mit 20 Tropfen Tormentill-Tinktur

(Apotheke) auf ein Glas Wasser den Mund spülen und gurgeln.

- Salbei wirkt desinfizierend und adstringierend (zusammenziehend) und hilft gut bei oberflächlichen Schleimhautschäden. Sie können mit verdünnter Salbeitinktur gurgeln. Auch hier mit 20 Tropfen auf ein Glas Wasser den Mund spülen und gurgeln.
- Myrrhentinktur wirkt schmerzlindernd, antientzündlich und wundheilungsfördernd. Vor allem nach Bestrahlungen im HNO-/ Gesichtsbereich hat sich die Therapie mit Myrrhentinktur sehr bewährt. Myrrhentinktur mehrmals täglich auf offene Stellen im Mund tupfen, mit 20 Tropfen auf ein Glas Wasser den Mund spülen.

**Ölkauen**

Gute Erfolge bei allen Infekten im Mundraum hat die regelmäßige Anwendung von „Ölkauen“. Dabei handelt es sich um ein altes Hausmittel, das vornehmlich der Entgiftung des Mundraumes dient. Das Ölkauen kann mit unterschiedlichen Ölen durchgeführt werden, z. B. Sonnenblumenöl, Sesamöl oder Olivenöl. Bei Schleimhautschäden und Entzündungen der

Mundschleimhaut bietet sich Sanddornfruchtfleischöl besonders an. Man kann es pur auf betroffene Stellen tupfen oder als Zusatz in die Öle tropfen (**Vorsicht**! Das Öl ist stark färbend).

**Ölkauen**
Nehmen Sie möglichst morgens vor dem Frühstück einen Teelöffel bis einen Esslöffel Öl in den Mund und bewegen ihn dort hin und her, d. h. Sie „ziehen" das Öl durch die Zähne. Mit der Zeit emulgiert das Öl, es bildet sich eine weißliche Flüssigkeit. Nach ca. 10–20 Minuten spuckt man diese Flüssigkeit aus und spült den Mund – z. B. mit lauwarmem Wasser oder verdünnter Salbeitinktur.

### Homöopathie

Nehmen Sie zur besseren Wundheilung Traumeel® als Tabletten ein. Besprechen Sie die Dosierung bitte mit Ihrem behandelnden Arzt.

### Essen und Trinken

- Meiden Sie saure oder scharfe Speisen, Nikotin und Alkohol.
- Trinken Sie viel: Wasser, Kräutertee, vielleicht mit einem Strohhalm.
- Bei trockenem Mund helfen Kaugummi oder zuckerfreie Bonbons.

## Schleimhautschäden am Unterleib (Scheide, After)

Wie im letzten Kapitel beschrieben, sind Schleimhautzellen bei einer Chemotherapie besonders betroffen. Dies gilt nicht nur für die Schleimhaut im Mund, sondern auch für andere Schleimhäute, z. B. am Unterleib. Neben der Schädigung durch die Chemotherapie kann es zu Schleimhautschäden kommen, wenn der betroffene Bereich bestrahlt wurde.

### Was Sie selbst tun können

- Bei Schleimhautentzündungen am Unterleib helfen Sitzbäder. Entzündungsmindernd wirkt verdünnte Kamillenlösung.
- Gerbstoffe, wie sie beispielsweise in der Eichenrinde enthalten sind, wirken adstringierend (zusammenziehend) und werden vor allem bei feuchten, nässenden Schleimhautschäden eingesetzt (Plastikwanne verwenden, färbt!).
- Ringelblumenbäder (Tinktur oder Teezubereitung als Badezusatz) fördern die Wundheilung.

- Einen sanften Film legt Malve, eine so genannte Schleimdroge, über die entzündete Haut. Man kann dem Badwasser eine Malven-Teezubereitung zufügen.
- Lavendelbäder und Einreibungen mit verdünntem Lavendelöl wirken antientzündlich und gegen Pilzbefall. Nach Abheilung der offenen Stellen können Sie verdünntes Lavendelöl zur Pflege einsetzen.

> Neben der Anwendung der genannten Heilpflanzen selbst ist es durchaus sinnvoll, fertige Badezusätze nach Anleitung zu verwenden.

## Schmerzen allgemein

Schmerzen, die chronifizieren, bilden ein Schmerzgedächtnis im Körper aus, das bei längerem Ertragen der Schmerzen immer schwieriger zu behandeln ist. Das heißt: Die Schmerzen bleiben, obwohl die Schmerzursache nicht mehr vorhanden ist, weil im Gehirn ein Abbild von diesem Schmerz geschaffen wurde. Dieses Abbild im Gehirn zu verändern, kann sehr schwierig sein. Deshalb sollten Schmerzen konsequent von Anfang an behandelt werden.

In der Therapie von tumorassoziierten Schmerzen haben sich synthetische Medikamente aus Opium-Alkaloiden (Morphine, Opiate) sehr bewährt. Sollten einfache Schmerzmittel bei Ihrer Erkrankung nicht ausreichen, wird der Arzt eine Therapie mit Opiaten (in der Regel Tabletten oder Kapseln) mit Ihnen besprechen. Diese Medikamente sind sehr hilfreich und verbessern Ihre Lebensqualität – sie ermöglichen wieder mehr Lebensfreude, Mobilität, Schlaf und Autonomie.

Schmerzen können durch den Tumor selbst verursacht werden, aber auch durch die Therapie bzw. durch Komplikationen, die bei der Therapie auftreten. Dies ist beispielsweise der Fall bei entzündungsbedingten Schmerzen oder durch Wundschmerz nach Operationen.

## Was Sie selbst tun können

Eine ausreichende medikamentöse Therapie durch den Arzt ist bei Schmerzen erforderlich. Unterstützend können Sie die im Folgenden beschriebenen Maßnahmen durchführen. Es gibt inzwischen viele Therapeuten, die ein komplexes schmerztherapeutisches Programm anbieten, das über Medikamente hinausgeht.
Sprechen Sie Ihren Therapeuten auf die empfohlenen Behandlungsformen bei Schmerzen an. Es handelt sich dabei um Selbsthilfemaßnahmen, die zu Beginn angeleitet werden sollten, bis man sie selbstständig umsetzen kann.

### Kneippsche Hydrotherapie und Wickel

Bei Bauchschmerzen eignen sich Bauchwickel, bei Beschwerden des Brustfells oder bei Lungenentzündung kalte Brustwickel, bei Halsschmerzen ein Halswickel, bei Beschwerden im Beckenbereich ein kühler oder wechselwarmer Unterschenkelguss. Diese Auflistung soll nur verdeutlichen, dass man auch bei Schmerzen mit Wickeln einiges bewirken kann – es ist jedoch

sinnvoll, sich hier mit dem behandelnden Arzt zu besprechen bzw. einen Arzt für Naturheilverfahren aufzusuchen. Denn die Art des Wickels hängt von der Art der Schmerzen und von der Gesamtverfassung ab.
Grundsätzlich kann man sagen, dass warme Wickel eher die Durchblutung anregen und die Muskulatur entspannen. Kalte Wickel wirken leicht betäubend.

**Achtung!** Kalte Anwendungen nie durchführen, wenn Ihnen kalt ist (in diesem Fall erst aufwärmen). Das Ziel der kalten Anwendung ist immer, dass der Körper sich von alleine wieder erwärmt. Schafft er dies nicht, so stellt die Kaltanwendung eine Überforderung dar.

### Wärmetherapie

Es gibt sehr gute Erfahrungen mit Bienenwachsauflagen auf den schmerzhaften Bereich. Sie ermöglichen einen sehr schonenden Wärmeeintrag in den Körper.

Bienenwachsauflagen können Sie z. B. von Wachswerk beziehen: www.wachswerk.de. Sie sind auch in der Apotheke erhältlich.

**Atemübungen**
Was wir immer dabeihaben und oft viel zu wenig als Ressource zur Schmerzlinderung berücksichtigen, sind problemlösendes Denken, unser Atem und unser Körper. Im Wartezimmer, im Krankenhaus vor oder nach einer Operation: Immer und in jeder Situation können wir unsere Gedankenmuster kontrollieren oder den Atem gezielt steuern.
Wer unter Schmerzen leidet, neigt dazu, flach zu atmen. Umso wichtiger ist es, gerade bei Schmerzen die Atmung durch Übungen bewusst zu führen. Während der Übungen atmet man tief in den Bauch: durch die Nase ein- und durch den Mund ausatmen. Es kann helfen, den Geist durch Zählen zu lenken und zu beruhigen – etwa durch ein „Atem-Mini".

**Atem-Mini**
Zählen Sie während des Einatmens langsam 1, 2, 3, 4, während des Ausatmens langsam rückwärts 4, 3, 2, 1. Einatmen: 1, 2, 3, 4, ausatmen: 4, 3, 2, 1. Versuchen Sie, den Rhythmus des Zählens an Ihre natürlich fließende Ein- und Ausatmung anzupassen. Versuchen Sie dann, mit dem Zählen etwa 10 Atemzüge zu verbinden.

**Akupressur**
Die Akupressur leitet sich von der Akupunktur ab und ist für die Selbsthilfe geeignet. Bestimmte Punkte werden mit den Fingernägeln von Zeigefinger, Mittelfinger oder Daumen gedrückt, um Blockaden zu lösen. Aus der Schmerzforschung sind die Akupunkturpunkte Dickdarm 4 (Di 4) und Dünndarm 3 (Dü 3) bekannt.

> Den Akupressurpunkt etwa 3 Sekunden lang drücken, dann 3 Sekunden Pause. 3-mal wiederholen, dann 3 Minuten Pause.
> Wiederholen, bis eine Besserung eintritt. Immer anwenden, wenn der Schmerz schlimmer wird.

**Dickdarm 4** (Di 4) befindet sich zwischen den Mittelhandknochen von Zeigefinger und Daumen, wie auf der Abbildung zu sehen ist. Wenn Sie mit geraden Fingern den Daumen eng an die Hand pressen, entsteht ein Muskelwulst. Genau hier, auf dem höchsten Punkt des Muskelberges, befindet sich der Punkt Dickdarm 4.
**Dünndarm 3** (Dü 3) liegt auf der Kleinfingerseite der Hand. Wenn Sie auf den Handteller schauen und dabei langsam die Hand zur Faust schließen, sehen Sie eine Falte, die vom Handteller zur Kleinfingerseite läuft und dort, bei ge-

schlossener Faust, in einem Hautbogen wie ein U endet. An der tiefsten Stelle des Us befindet sich der Punkt Dünndarm 3.

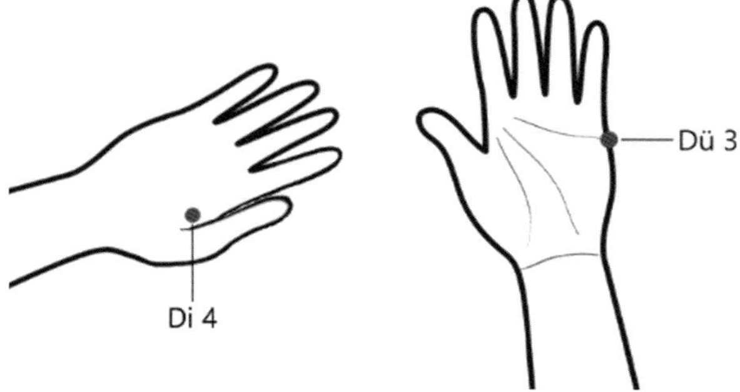


Michael Elies, Annette Kerckhoff: *Schmerzen*. Essen: KVC 2019

## Schwindel

Schwindel muss unbedingt abgeklärt werden. Ursachen des Schwindels können eine Blutarmut sein, eine Arteriosklerose, die durch die Bestrahlung verschlimmert wird, ein Lungenödem oder die Nebenwirkung der Bestrahlung selbst.

Daneben gibt es auch einen Schwindel psychischer Ursache oder Schwindel durch Flüssigkeitsmangel oder sehr lange Bettruhe (orthostatische Dysregulation). Schließlich können auch Störungen des zentralen Nervensystems oder des Gleichgewichtsorgans Schwindel verursachen. Auch eine Vielzahl von Medikamenten weisen Schwindel als Nebenwirkung auf.

**Achtung!** Schwindel muss je nach Ursache spezifisch behandelt werden. Suchen Sie den Arzt auf.

## Sodbrennen und Bauchschmerzen

Sodbrennen ist ein Symptom, das viele Ursachen haben kann: Erkrankungen der Verdauungsorgane, Über- oder Untersäuerung des Magens, Rauchen, Alkohol, zu viel Zucker usw.

Bei einer Krebstherapie kann es zu Sodbrennen durch die Bestrahlung im Bereich der Speiseröhre oder des Magens kommen, außerdem durch Medikamente.

Ähnliches gilt für Bauchschmerzen, die ebenfalls mehrere Ursachen haben können. Bauchschmerzen werden begünstigt durch Nikotin, Alkohol, Kaffee und Zucker.

Im Fall einer Krebserkrankung können Bauchschmerzen auch durch Bestrahlung des Magens oder durch Medikamente entstehen.

### Was Sie selbst tun können

– Sodbrennen wird dadurch verursacht, dass Mageninhalt, mit Magensäure vermischt, wieder in die Speiseröhre gelangt (Reflux). Daher ist es ungünstig, sich sofort nach dem Essen (flach) hinzulegen. Besser ist es, einen gewissen Abstand zwischen Mahlzeit und Hinlegen oder Schlafengehen einzuhalten und den Körper beim Schlafen leicht hochzulagern.

- Rauchen Sie nicht, trinken Sie keinen Alkohol, vermeiden Sie möglichst auch Kaffee. Verwenden Sie keine scharfen Gewürze, trinken Sie keine Fruchtsäfte.
- Essen Sie kein Vollkorn. In der Praxis konnte beobachtet werden, dass Vollkornprodukte von Krebspatienten häufig nicht gut vertragen werden und schwer verdaulich sind. Dies liegt auch daran, dass der Darm durch Bestrahlung und/ oder Chemotherapie in Mitleidenschaft gezogen wird.

## Sonnenempfindlichkeit

Im Rahmen der Krebstherapie kann es zu einer erhöhten Empfindlichkeit der Haut gegenüber UV-Strahlen kommen. Die Haut ist trocken, gerötet und verbrennt viel schneller als sonst. Für die Strahlentherapie gelten besondere Regeln: Bedecken Sie bestrahlte Hautareale im Sommer immer mit dichter Baumwollkleidung (nicht eincremen!) und beachten Sie die Hinweise im Kapitel „Hautrötung bei Bestrahlung".
Wird Ihre Haut im Rahmen der Chemotherapie lichtempfindlich, können Sie folgende Hinweise nutzen.

### Was Sie selbst tun können

- Vermeiden Sie starke Sonnenbestrahlung.
- Achten Sie auf ausreichende Hautpflege und einen guten Sonnenschutz.
- Schützen Sie Haut und Kopfhaut mit geeigneter Bekleidung.
- Da auch die Augen lichtempflindlicher werden können, sollten Sie eine Sonnenbrille mit gutem UV-Schutz tragen.

## Exkurs: Vitamin D-Mangel

In der Onkologie wird der Zusammenhang von einem Vitamin D-Mangel und dem Auftreten von Krebserkrankungen diskutiert. Unter dem Begriff „Vitamin D" wird eine Gruppe von fettlöslichen Vitaminen zusammengefasst, die dem Körper nur zu einem Teil über die Nahrung zugeführt werden. Der weitaus größere Teil wird unter Sonnenlicht vom Körper selbst in der Haut gebildet. Die gebildete Menge Vitamin D hängt direkt mit der Fläche der von der Sonne beschienenen Haut zusammen.

Wenn man sich vor dem Sonnenlicht aufgrund erhöhter Sonnenempfindlichkeit schützen muss, ist es besonders wichtig, den Vitamin D-Spiegel im Auge zu behalten. Denn ein Mangel kann nicht nur Krebserkrankungen, sondern auch z. B. Osteoporose und Depressionen begünstigen. Für bestimmte Krebserkrankungen wird derzeit in Studien geprüft, ob ein hoch normwertiger Vitamin D-Spiegel im Blut mit besseren Langzeitergebnissen der Chemo- bzw. Immuntherapie einhergeht.

Als eine erste Maßnahme können Sie versuchen, möglichst viel Vitamin D aus der Nahrung zu sich zu nehmen. In **pflanzlichen Lebensmitteln** kommt es vor allem in Pilzen (Champignons, Steinpilze, Pfifferlinge) vor. In **tierischen Lebensmitteln** ist es in Eiern, Vollmilch und Milchprodukten sowie in Fisch (z. B. Lachs, Hering, Sardinen, Bückling) enthalten.

Bei einem nachgewiesenen Mangel ist die Einnahme von Vitamin D-Präparaten sinnvoll. Bitte besprechen Sie die Einnahme und die Dosierung mit dem behandelnden Arzt.

## Übelkeit

Übelkeit während einer Krebstherapie ist häufig und wird durch Chemo- und Strahlentherapie verursacht.

### Was Sie selbst tun können

**Mahlzeiten**

- Essen Sie häufig und kleine Mahlzeiten, bevorzugen Sie warme Speisen. Der Organismus hat in der Phase der Therapie weniger Energie. Für die Verdauung, insbesondere von kalten Speisen und Rohkost, wird viel Energie verbraucht. Daher ist es in allen Belastungsphasen besser, dem Körper bereits gekochte Speisen anzubieten.
- Wenn Sie sich nach dem Essen hinlegen, lagern Sie den Kopf höher als die Beine. Besser noch ist, sich nach dem Essen zu bewegen.

**Günstige und ungünstige Lebensmittel**

- Gut vertragen werden üblicherweise Suppen, Reis, Hirse, Möhren und Hühnerbrühe.
- Milch und Milchprodukte sind oft schlecht verträglich.

– Es kann auch sein, dass die Chemotherapie zu einer „inneren Überhitzung“ des Organismus führt (manchmal äußerlich erkennbar an einer roten Zunge, sie fühlen das auch selbst). Dann wäre eine Ernährung, die nicht erwärmt, sondern kühlt, günstig. Als kühlende Lebensmittel gelten beispielsweise Ananas, Kiwi, Orangen, Grapefruit, Hafer, Weizen, Chicorée, Endivie, Rote Bete, Nudeln, Reis, Blattsalate, Joghurt, Kefir, Quark, Pfefferminztee und Mineralwasser.

**Ingwer**

Ingwer ist eine Heilpflanze, die in der chinesischen Medizin gerne eingesetzt wird. Ingwer wirkt antiemetisch, d. h. gegen Übelkeit (auch gegen Reiseübelkeit). Ingwer entfaltet seine Wirkung gegen Übelkeit sowohl im Magen-Darmtrakt als auch im zentralen Nervensystem. Wissenschaftliche Studien belegen die Wirksamkeit von Ingwer bei Übelkeit.

Nach der chinesischen Vorstellung wirkt Ingwer über die Verdauung und Atemorgane allgemein stärkend und wärmend auf den Organismus. Hier noch einmal das Rezept für heißen Ingwertee von weiter oben:

**Heißer Ingwertee**
Ein Stück frische Ingwerwurzel abschneiden und schälen (pro Tasse ein daumennagelgroßes Stück) und in kleine Stückchen schneiden. Den Ingwer in eine Tasse füllen und mit kochendem Wasser übergießen. 10 Minuten ziehen lassen. Je nach Geschmack mit etwas Honig süßen.
**Achtung**: Ingwertee nicht bei entzündeten Schleimhäuten trinken, da er reizen könnte.

**Bitte beachten Sie**, dass Ingwer bei manchen Formen der Chemotherapie die Beschwerden verstärken kann. Daher ist es erforderlich, vor einer Selbstbehandlung mit dem behandelnden Arzt Rücksprache zu halten.

## Akupressur

Gegen Übelkeit kann ein Energiepunkt stimuliert werden (Perikard 6). Er befindet sich auf der Unterseite des Unterarmes zwei Daumenbreit oberhalb der Handgelenksquerfalte in der Mitte zwischen den beiden mittleren Sehnen.
Massieren Sie den Punkt mit dem Fingernagel oder der Fingerkuppe von Daumen, Zeige- oder Mittelfinger der anderen Hand mit kreisenden, rhythmischen Bewegungen über mehrere Minuten.

Der Punkt wurde bereits weiter oben bei Appetitlosigkeit empfohlen. Hier noch einmal die Abbildung:

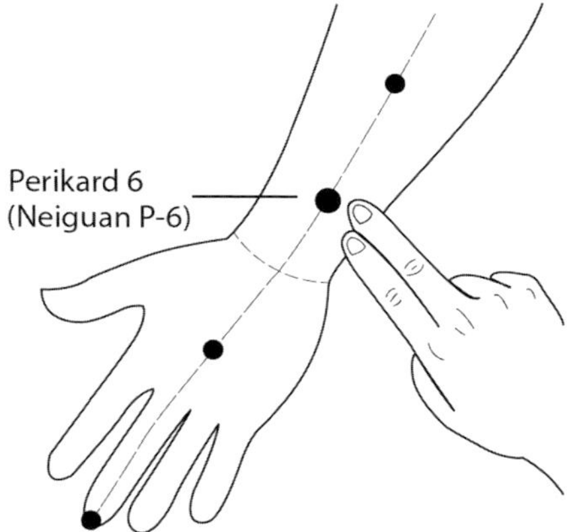

## Verstopfung

Wenn Sie Schmerzmittel einnehmen, insbesondere Opiate, kann es zu einer hartnäckigen und anhaltenden Verstopfung kommen. Daneben kann auch eine Chemotherapie Verstopfung verursachen.

**Achtung!** Wenn Sie durch die Chemotherapie und Bestrahlungen an einer entzündeten Darmschleimhaut leiden oder wenn Ihr Darm in Mitleidenschaft gezogen ist, ist für Sie Schonkost sinnvoll. Auf die Einnahme von Ballaststoffen muss dann verzichtet werden. Essen Sie leichtverdauliche Nahrungsmittel und Speisen, z. B. Suppen, Reis, Kartoffeln, Nudeln und fettarmes Fleisch.

### Was Sie selbst tun können

#### Ungeeignete Lebensmittel und leichte Abführmittel

– Stopfend wirken z. B. Süßigkeiten, Schokolade, Feingebäck, schwarzer Tee, Rotwein, Konservenkost, geräuchertes Fleisch, Wurst, in Fett Gebratenes, erhitzte Öle, homogenisierte Milchprodukte. Versuchen Sie, den Verzehr dieser Nahrungsmittel einzuschränken.

- Innerlich lässt sich als abführende sanfte Maßnahme Milchzucker (Lactulose) einnehmen (**Vorsicht!** Nicht bei Milchzucker-Unverträglichkeit!).

**Trinken**

- Grundsätzlich ist eine ausreichende Flüssigkeitszufuhr wichtig, damit ein weicher Stuhl entstehen kann. Stellen Sie sich dafür ein Glas Wasser in die Küche oder an den Arbeitsplatz und trinken Sie jedes Mal einen Schluck, wenn Sie daran vorbeikommen.
- Trinken Sie möglichst 2 Liter am Tag. Machen Sie ein Trinkprotokoll. Die ausreichende Trinkmenge ist auch deswegen wichtig, weil die Chemotherapie dann besser verstoffwechselt wird und die Medikamente über die Nieren besser ausgeschieden werden.
- Wasser ist auch die erste Maßnahme zum gezielten Abführen. Trinken Sie morgens als erstes auf nüchternen Magen ein Glas warmes Wasser.
- Um eine Verstopfung zu vermeiden, sollte man am Tag vor der Chemotherapie viel trinken.

**Bewegung**
Sorgen Sie für eine ausreichende körperliche Bewegung, z. B. durch zügige Spaziergänge, Walking oder Nordic Walking.

**Darmmassage**
Massieren Sie Ihren Darm, sofern keine Entzündung zu erwarten oder vorhanden ist: Dafür beginnen Sie mit sanften, kreisenden Bewegungen im rechten Unterbauch, wandern langsam hoch zum rechten Rippenbogen, weiter geht es unter den Rippen quer entlang und am linken Rippenbogen dann wieder senkrecht herab bis zum linken Unterbauch. Dies entspricht in etwa dem Verlauf des Dickdarmes (s. Abbildung).
Statt einer äußeren Darmmassage mit den Händen können Sie auch einen Guss-Schlauch verwenden und den Darm von außen in kreisenden Bewegungen mit lauwarmem Wasser sanft anregen.

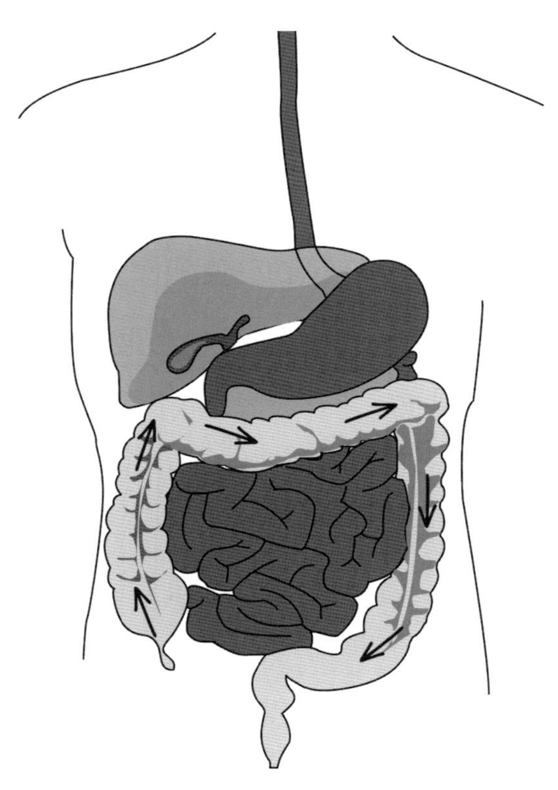

*Darmmassage von rechts unten nach links unten*

**Ballaststoffe**

**Achtung!** Sofern die Darmpassage nicht gestört ist, keine Entzündungen vorliegen und Sie keine Opiate einnehmen, gelten bei Verstopfung die folgenden Ratschläge:

- Ballaststoffe (Vollkornbrot, Obst, Salate, Gemüse, Kleie usw.) oder Milchsäure erleichtern die Verdauung, da sie das Stuhlvolumen erhöhen und damit die Darmmuskulatur anregen.
- Quellstoffe sind in den Schalen von Leinsamen und Flohsamen enthalten. Sie saugen im Darm Flüssigkeit auf, vergrößern dadurch ihr Volumen wie auch das Stuhlvolumen insgesamt und regen, ähnlich wie Ballaststoffe, die Darmmuskulatur an. Damit nicht Flüssigkeit aus Magen und Darm aufgesaugt wird – und dadurch möglicherweise eine Darmträgheit sogar noch begünstigt wird –, ist es wichtig, parallel zur Einnahme von Quellstoffen wie Leinsamen oder Flohsamen immer viel zu trinken, d. h. ein großes Glas Wasser zu 1–2 Esslöffeln Leinsamen. Wenn man bereits über Nacht eingeweichte, gequollene Leinsamen zu sich nimmt, so benetzt der Schleim zwar die Innenwände des Magens (günstig bei

Magenschleimhautentzündung), wird jedoch hier schon abgebaut und gelangt nicht mehr in den Darm, um dort seine sanfte, verdauungsfördernde Wirkung zu entfalten.

**Achtung!** Starke Mittel gegen Übelkeit wie z. B. Zofran® oder Kevatril® können eine erhebliche Verstopfung verursachen. Sie sollten diese Medikamente nicht länger als 48–72 Stunden einnehmen, da sie nachweislich nach dieser Zeit kaum mehr wirksam sind. Die genannten Medikamente wirken hervorragend gegen die akute, aber nicht gegen die anhaltende Übelkeit. Das heißt: Am Tag 3 nach der Chemotherapie in Absprache mit dem behandelnden Arzt absetzen und Alternativen besprechen.

## Der Autor

**Dr. med. Günther Spahn** ist Facharzt für Hämatologie/ internistische Onkologie und Palliativmedizin und niedergelassen als Internist und Arzt für Naturheilverfahren in Mainz-Bretzenheim. Nach langjähriger wissenschaftlicher Mitarbeit an der Charité Berlin war er von 2001–2005 Oberarzt im Schwerpunkt Integrative Medizin der Evang. Kliniken Essen-Mitte. Von 2005–2013 arbeitete er als leitender bzw. Chefarzt von Fachabteilungen an Schwerpunktkliniken für Onkologie und Innere Medizin in Zürich und Öschelbronn. Dr. Spahn ist Experte im Bereich der integrativen Onkologie.

## Die Autorin

Dr. Annette Kerckhoff, BSc Komplementärmedizin und European Master of Health Promotion ist seit fast drei Jahrzehnten auf die laienverständliche Vermittlung von Gesundheitswissen und Selbsthilfemaßnahmen spezialisiert. Sie hat zahlreiche Ratgeber und Patienteninformationen geschrieben und über die Pionierinnen der

Naturheilkunde geforscht. An der DHGS (Deutsche Hochschule für Gesundheit und Sport) baut sie den Studiengang Medizinpädagogik auf.

## Die Buchreihe *Was tun bei ...* im KVC Verlag

*Alkoholabhängigkeit* – Homöopathie und Komplementärmedizin

*Bluthochdruck* – Mind-Body-Medizin und Naturheilkunde

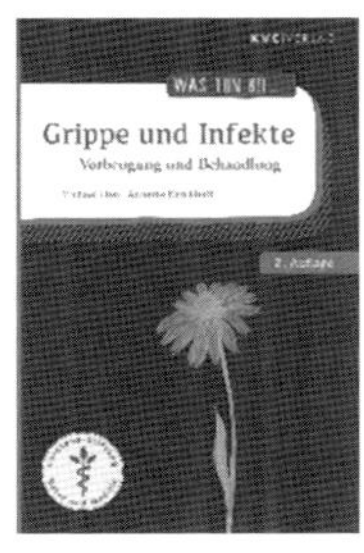


*Colitis ulcerosa und Morbus Crohn* – Naturheilkunde und Integrative Medizin

*Demenz* – Vorbeugung und Selbsthilfe

*Depression* – Homöopathie und Komplementärmedizin

*Diagnose Krebs* – Homöopathie und Schüßler Salze

*Endometriose* – Homöopathie und Naturheilkunde

*Grauer Star und Altersweitsichtigkeit*

*Grippe und Infekte* – Vorbeugung und Selbsthilfe

*Heilfasten*

*Heuschnupfen* – Homöopathie und Naturheilkunde

*Husten* – Naturheilkundliche Selbsthilfe

*Kopfschmerzen von Kindern*

*Krebs und therapiebedingte Nebenwirkungen* – Selbsthilfestrategien und wertvolle Tipps

*Mittelohrentzündung* – Homöopathie und Naturheilkunde

*Nackenschmerzen* – Naturheilkunde und Selbsthilfe

*Nagelpilz* – Selbsthilfe und Naturheilkunde

*Nasennebenhöhlenentzündung* – Naturheilkunde und Homöopathie

*Osteoporose* – Vorbeugung und Selbsthilfe

*Parkinson* – Selbsthilfe und Komplementärmedizin

*Post-COVID* – Selbsthilfe bei postviralen Beschwerden

*Prüfungsangst* – Selbsthilfe und Naturheilkunde

*Raucherentwöhnung*

*Rheuma* – Naturheilkundliche Therapie

*Schlafstörungen* – Selbsthilfe und Schlaftypen

*Schlaganfall* – Vorbeugung und Nachbehandlung

*Schmerzen* – Akupressur, Homöopathie und Naturheilkunde

*Trauer und Verlust* – Pflanzenheilkunde und Homöopathie

*Trockene Augen* – Naturheilkundliche Selbsthilfe

*Wechseljahresbeschwerden*

*Wundheilung nach Operationen*

**NATUR UND MEDIZIN e. V. – Eine starke Gemeinschaft**

Ob Pflanzenheilkunde, Homöopathie oder Blutegeltherapie – die Komplementärmedizin ist sehr vielseitig.

NATUR UND MEDIZIN und seine Mitglieder unterstützen die Carstens-Stiftung in ihrem Auftrag, die Naturheilkunde und Homöopathie wissenschaftlich zu erforschen. Das Ziel ist eine integrative Medizin, in der moderne Erkenntnisse und traditionelles Wissen, Hochschulmedizin und Naturheilkunde keine Gegensätze, sondern gleichberechtige Akteure sind.

Der Auftrag von NATUR UND MEDIZIN ist es, die Bevölkerung fundiert über Nutzen und Anwendung von Naturheilkunde und Homöopathie zu informieren, so dass immer mehr Menschen davon profitieren können. Ein exklusives Ratgeberangebot nur für Mitglieder und Bücher aus dem eigenen Verlag liefern ausführliche Informationen.

Helfen Sie mit, Naturheilkunde und Homöopathie zu fördern und zu erhalten!
Mit Ihren Mitgliedsbeiträgen, Buchkäufen und Spenden finanziert NATUR UND MEDIZIN wichtige Forschungsprojekte, bezieht Stellung und berät Patienten unabhängig.
Werden Sie Mitglied, spenden Sie für die Komplementärmedizin, empfehlen Sie uns weiter!

www.naturundmedizin.de | www.kvc-verlag.de | www.carstens-stiftung.de